AF495297

I. — De l'Extirpation rapide des Pseudo-Polypes Naso-pharyngiens

II. — Un Cas de Prolapsus double du Ventricule de Morgagni guéri par l'Ablation

III. — Un Cas de Sarcome pédiculé de la langue Ablation avec l'Anse électro-thermique Guérison

IV. — l'Orthoforme dans la Rhinite vaso-Motrice (Hydrorrhée nasale, Fièvre des foins)

Communications faites à la Société de Laryngologie, d'Otologie et de Rhinologie de Paris en 1898

PAR
LE Dr LICHTWITZ
DE BORDEAUX

MASSON ET Cie, ÉDITEURS
120, boulevard Saint-Germain, 120, Paris
1898

I

DE L'EXTIRPATION RAPIDE

DES

PSEUDO-POLYPES NASO-PHARYNGIENS

Par M. le Docteur LICHTWITZ, de Bordeaux

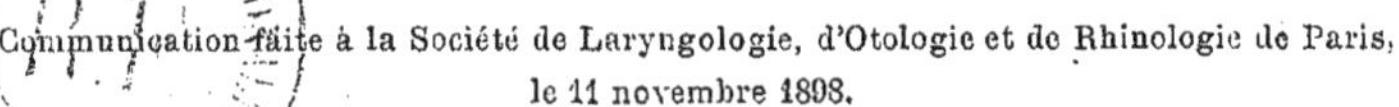

Communication faite à la Société de Laryngologie, d'Otologie et de Rhinologie de Paris, le 11 novembre 1898.

Nous désignerons sous le nom de pseudo-polypes naso-pharyngiens les tumeurs fibreuses ou fibro-muqueuses du naso-pharynx qui s'implantent sur la voûte pharyngée, sur les choanes ou sur tout autre point de la partie postérieure des fosses nasales, au moyen d'un pédicule mince et fibreux. Le terme de pseudo-polype naso-pharyngien a été déjà employé et Bensch (1) le premier s'en est servi pour désigner cette catégorie de tumeurs qui s'implantent sur les parois des cavités voisines du rhino-pharynx, et qui s'étalent ensuite dans ce dernier, voulant ainsi distinguer cette variété de tumeurs des polypes naso-pharyngiens typiques.

Mais nous savons combien il est difficile cliniquement de déterminer le point d'implantation des polypes. D'un autre côté, ce qu'il importe surtout de connaître est non pas tant le point d'implantation précis des polypes que leur mode d'implantation avec ou sans pédicule. Aussi croyons-nous qu'il est préférable d'étendre le terme de pseudo-polypes à toute tumeur bénigne et *pédiculée* du naso-pharynx, que son point d'implantation se trouve dans cette cavité même ou dans les cavités voisines.

Bien que ces tumeurs soient moins rares que les polypes naso-pharyngiens vrais, elles ne sont pas cependant très fréquentes. Morell-Mackenzie (2) n'en a noté que 7 observations et n'en a vu que 2 ou 3 cas.

(1) Bensch (in R. Voltolini). — Maladies des fosses nasales et du naso-pharynx, 1888. Article « Tumeurs naso-pharyngiennes », p. 373.

(2) Morell-Mackenzie. — Maladies des fosses nasales; trad. allemande de F. Semon, p. 760.

Dans le relevé de Bensch (*loc. cit.*), qui porte sur 122 cas recueillis dans la littérature, ne figurent que 25 cas de pseudo-polypes et 65 cas de tumeurs fibreuses du pharynx nasal.

Mais l'auteur ne dit pas si ces dernières tumeurs étaient des polypes naso-pharyngiens typiques, c'est-à-dire sessiles.

De même la statistique de M. Schmidt (1), qui mentionne 20 cas de fibromes provenant de sa clientèle, vus pendant ses treize dernières années, ainsi que celle de Jurasz (2) (40 cas de tumeurs naso-pharyngiennes), ne peuvent être utilisées pour établir la fréquence relative des pseudo-polypes naso-pharyngiens. Le premier de ces auteurs, en effet, ne précise pas le mode d'implantation des néoplasmes. Quant à Jurasz, il décompose bien ses 40 cas en 27 cas de tumeurs d'origine nasale et 13 cas de polypes naso-pharyngiens vrais; mais en regardant de près on trouve que parmi les 27 cas de la première catégorie figurent 4 tumeurs malignes et parmi ceux de la deuxième catégorie 3 cas de sarcome et 1 cas de « lymphome malin ».

Nous avons eu l'occasion de voir 7 cas de pseudo-polypes naso-pharyngiens dont 2 fibromes purs et 5 fibromes œdémateux. Le volume de nos tumeurs variait entre celui d'une grosse noix et celui d'une poire. Elles possédaient un pédicule mince plus ou moins long et envoyaient des prolongements nombreux dans l'une des deux fosses nasales ou dans les deux à la fois.

La minceur du pédicule de cette variété de polypes distingue ceux-ci des polypes naso-pharyngiens vrais qui s'implantent sur une large base. Leur ablation est relativement facile. Si à l'époque préhinologique on trouve encore des observations où les polypes naso-pharyngiens pédiculés ont été enlevés à la suite de grandes opérations préliminaires, telles que la résection du maxillaire supérieur (*), l'incision du voile du palais, l'abaissement du nez, il n'est plus permis actuellement de les opérer ainsi, quel que soit leur volume.

C'est par les voies naturelles qu'on doit toujours pratiquer leur ablation, soit par la voie nasale, soit par la voie buccale.

---

(1) M. Schmidt. — Maladies des voies aériennes supérieures, 1897, 2e édition, p. 587.

(2) Jurasz. — Maladies des voies aériennes supérieures, 1891, p. 210.

(*) Voir le cas de Dumesnil (de Rouen), rapporté à la Société de Chirurgie le 18 juin 1873. L'auteur avoue avoir fait inutilement la résection du maxillaire supérieur chez un enfant de huit ans pour enlever une tumeur fibro-muqueuse du naso-pharynx. De la longue discussion qui suivit sa communication, il semble résulter que Dumesnil n'était pas le seul chirurgien de son temps qui eût commis des erreurs de ce genre. (Denarié. « De quelques méthodes simples pour l'ablation des polypes naso-pharyngiens »; th. de Lyon, 1897, p. 5.)

La plupart des rhinologistes (Jurasz, *loc. cit.*, Wagnier (1), Garel (2), Hansberg (3) et autres) ont conseillé d'employer dans ce but l'anse galvanique, et ils ont imaginé différents procédés pour entourer ces polypes.

Malgré une grande habitude et malgré les diverses indications fournies, il est difficile de circonvenir la tumeur dans l'anse galvanique et de ramener les deux chefs de cette anse à l'orifice antérieur des fosses nasales. De plus, l'anse galvanique sectionne le polype à un niveau quelconque sans le détacher de son point d'implantation. On laisse donc une portion du pédicule plus ou moins grande, qu'on est obligé de détruire après.

D'un autre côté, les dangers d'hémorragie que l'on veut éviter par l'emploi de l'anse chaude n'existent pas, car le pseudo-polype naso-pharyngien enlevé avec son pédicule ne donne pas lieu à des hémorragies.

L'anse froide introduite par le nez, si on parvient à la placer autour du polype, est préférable à l'anse chaude, à la condition toutefois qu'elle serve à pratiquer non pas la section, mais l'arrachement. Cet arrachement s'opère en général facilement sous une traction modérée, grâce à la minceur du pédicule. Ce dernier étant le point de moindre résistance de la masse polypeuse, la section, le morcellement de cette masse, ne serviraient qu'à compliquer inutilement l'opération.

Le seul inconvénient de cette méthode réside dans la difficulté qu'on a à appliquer l'anse; aussi l'avons-nous abandonnée pour employer les deux procédés suivants, qui nous ont toujours permis d'opérer facilement et promptement :

1° Le premier, que nous réservons pour les tumeurs les moins volumineuses dont le pédicule peut être saisi par la fosse nasale, consiste à arracher le pédicule à l'aide du crochet de Lange (4).

Cette méthode nous a donné un plein succès dans 5 cas sans hémorragie.

2° Le deuxième procédé est employé par nous pour les tumeurs très volumineuses, dépassant la grosseur d'une mandarine et dont le pédicule ne peut être atteint par le nez. Il consiste à saisir par la voie buccale le corps du néoplasme soit avec une pince rétro-nasale

---

(1) Wagnier. — Traitement des fibro-myxomes naso-pharyngiens (*Revue intern. de Rhinologie, d'Otologie, etc*, n° 5, 1892, p. 57).

(2) Garel. — Diagnostic et traitement des maladies du nez, 1897, p. 167.

(3) Hansberg. — *Monatsschrift für Ohrenheilk.*, Heft 2-3, 1891.

(4) Lange. — *Deutsche med. Woch.*, 1887, p. 213.

solide (2 cas), soit à l'aide d'une anse rétro-nasale. Peu importe du reste l'instrument choisi : qu'il s'agisse d'une anse rétro-nasale ainsi que le conseille Hartmann (1), ou d'une curette comme le veut Gaudier (2), ou même des deux mains ainsi que l'a fait Zaufal (3) pour enlever une des tumeurs rétro-nasales les plus volumineuses qui aient jamais été vues ; le point important sur lequel nous voulons insister est l'*ablation rapide* du néoplasme.

Si la méthode rapide préconisée pour la première fois par Mollière en 1880 (4) et en 1887 (5) et récemment par Doyen (6), Isch-Wall (7) et Chibret (8), est indiquée pour les fibromes du naso-pharynx implantés sur une base large, elle doit l'être à plus forte raison pour les polypes naso-pharyngiens pédiculés.

On n'aura pas besoin de s'attarder à contourner le polype avec l'anse introduite par les fosses nasales. Nous avons toujours réussi à détacher le pédicule par le nez avec le crochet de Lange ou par la bouche avec la pince. L'opération rapide n'est pas douloureuse, elle est élégante et ne donne lieu à aucune hémorragie opératoire ni post-opératoire. De plus, l'arrachement du pédicule met à l'abri des récidives.

Voici les observations sommaires des malades guéris sans la moindre complication :

Observation I

Volumineux fibrome pédiculé du naso-pharynx. — Ablation par la voie buccale.

Mlle C..., trente ans et demi, ne présente rien de particulier dans ses antécédents héréditaires, mais un de ses neveux (voir Obs. VII) a été opéré par nous récemment pour un fibro-myxome des arrière-fosses nasales. La malade, que nous voyons le 1er octobre 1890, se plaint de ressentir une gêne de la respiration nasale, surtout du côté gauche, depuis plus de cinq ou six ans.

---

(1) Hartmann. — *Deutsche med. Woch.*, 1881, nº 6.

(2) Gaudier. — Nouvelle méthode d'ablation des polypes fibro-muqueux choanaux par la voie buccale (*Echo méd. du Nord*, nº 15, 1897).

(3) Zaufal. — *Prag. med. Woch.*, nº 11, 1893.

(4) Mollière. — Thèse de Calignon, Lyon, 1880.

(5) Mollière. — *Lyon médical*, 1887.

(6) Doyen. — Extirpation extemporanée par les voies naturelles des gros polypes naso-pharyngiens (Académie de Médecine, 26 avril 1897; *Archives intern. de Laryngol.*, mai-juin 1897, p. 246-252).

(7) Isch-Wall. — Extirpation rapide d'un gros polype naso-pharyngien sans résection osseuse (11e Congrès français de Chirurgie, 1897).

(8) Chibret. — Extirpation d'un gros polype naso-pharyngien par la méthode de Doyen (12e Congrès de Chirurgie, octobre 1898).

Tous les matins, il se produit un écoulement aqueux surtout par la narine gauche, qui ne prend fin que vers midi. Peu de céphalée, quelques bourdonnements rares dans l'oreille gauche. La malade tient la bouche ouverte le jour et la nuit; la voix est nasonnée; il n'y a jamais eu d'hémorragie.

A l'examen du nez, on aperçoit des polypes qui obstruent complètement la narine gauche; la narine droite est libre bien que la respiration soit gênée.

L'examen de la bouche permet de constater une voussure du voile du palais; en faisant émettre la voyelle E, il apparaît derrière le voile du palais une tumeur arrondie lisse, de couleur grisâtre. A l'aide du miroir rétro-nasal on voit que cette tumeur comble complètement tout le pharynx nasal. Cette tumeur semble très mobile, mais nous ne pouvons pratiquer le toucher étant donnée la pusillanimité de la malade.

Le 8 octobre, nous enlevons les quelques petits prolongements polypeux qui comblaient la fosse nasale gauche.

Huit jours après, avec une forte pince introduite derrière le voile du palais, la tumeur étant fixée par une deuxième pince, nous saisissons cette tumeur aussi haut que possible. Après une traction d'abord modérée, on sent céder la tumeur qui vient en totalité après une traction un peu plus violente. Pas d'hémorragie notable, douleur à peine appréciable.

Après l'ablation, on voit, à l'examen rhinoscopique postérieur, une surface saignante de la grandeur d'une pièce de cinquante centimes qui siège près des choanes, sur la voûte pharyngée. La tumeur, de consistance dure, avait la forme et le volume d'une poire de moyenne grosseur coupée en long. Elle était fixée à la voûte pharyngée par un pédicule de 1 centimètre de diamètre sur 3 de long environ.

Les mensurations faites après un séjour de quinze mois dans l'alcool donnaient 5 cent. 1/2 de long sans compter le pédicule, 4 centimètres de large, 2 à 3 centimètres d'épaisseur. (Voir la figure.)

Examen histologique (1). — Des coupes ont été pratiquées après durcissement dans l'alcool absolu. Coloration au carmin et éosine hématoxylique; on se trouve en présence d'un polype fibreux.

En allant de la périphérie au centre, on trouve :

1° L'épithélium cylindrique à cils vibratiles qui circonscrit la tumeur.

2° Des faisceaux fibreux à direction parallèle circonscrivant des espaces où se trouvent en petit nombre des cellules rondes uninucléées. Çà et là on voit quelques vaisseaux à structure normale. Le reste de la tumeur est représenté par du tissu fibreux fasciculé, enchevêtré dans tous les sens, coupé de nombreux vaisseaux adultes. Dans la trame du néoplasme apparaissent, très disséminées, des cellules rondes dont le noyau est fortement coloré par l'hématoxyline. Sur les coupes traitées par le picro-carmin se montre un grand nombre de fibres élastiques colorées en jaune.

En somme, il s'agit sans aucun doute d'un polype fibreux.

(1) Les examens histologiques de nos cas ont été pratiqués dans le laboratoire des cliniques par M. le professeur agrégé Sabrazès.

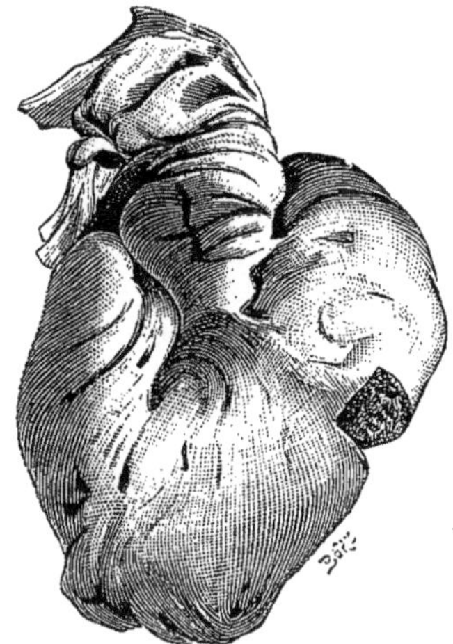

Fig. 1. — Tumeur dessinée après un séjour de quinze jours dans l'alcool absolu.

Les suites de l'opération furent excellentes; la malade, revue le 2 février 1892, ne présente plus aucun trouble.

L'examen nasal et rétro-nasal ne relève aucune trace de l'ancienne lésion.

Ce cas ressemble beaucoup à celui que B. Frænkel a publié en 1892 (*Deutsche med. Woch.*, 1892, p. 505). La grosse tumeur avait aussi été extraite à l'aide d'une pince introduite par la bouche.

Observation II

Fibrome du pharynx nasal de la grosseur d'une noix. — Ablation par voie nasale à l'aide du crochet de Lange.

Depuis deux ou trois ans, le malade, âgé de quarante-six ans, ressent une gêne de la respiration nasale surtout à droite, des maux de tête, et il a des cauchemars. Plusieurs polypes ont déjà été enlevés par un confrère, mais il ne s'est produit aucun soulagement.

Le 6 novembre 1896, l'examen antérieur du nez montre les deux fosses nasales libres; mais au miroir rhinoscopique, on aperçoit une tumeur du volume d'une grosse noix qui obstrue les choanes.

Après plusieurs essais d'ablation à l'aide de l'anse froide introduite dans le nez et guidée par le doigt dans les arrière-fosses nasales, nous ne parvenons pas à détacher la tumeur. Le crochet de Lange est alors enfoncé dans la narine droite, la concavité du crochet dirigée en haut; nous enlevons d'un seul coup toute la masse avec ses prolongements qui est attirée au dehors par la narine même.

L'examen rétro-nasal, pratiqué immédiatement après, nous montre une petite plaie du volume d'une lentille située à quelques millimètres de l'extrémité postérieure du cornet inférieur droit. Les suites de l'intervention furent bonnes.

Au point de vue histologique, la tumeur rétro-nasale de M. S... est constituée par un tissu fibreux à fibres grêles enchevêtrées, mélangées de fibres élastiques. Dans l'interstice des faisceaux fibreux, on trouve des espaces clairs au milieu desquels sont des cellules fixes en grand nombre et des cellules rondes uni et multinucléées. Les vaisseaux munis de parois propres constituent de véritables lacs sanguins bien limités sur certains points de la coupe. Autour de la tumeur on ne trouve pas de bordure épithéliale. Il s'agit en somme d'un fibrome.

Observation III

Polype fibro-muqueux du pharynx nasal du volume d'une mandarine. Ablation par le nez à l'aide du crochet de Lange.

Mlle P..., vingt ans, éprouve une gêne nasale depuis un an, surtout du côté gauche. Depuis un mois, hémorragies fréquentes par la narine droite et par la bouche. Pas de douleurs d'oreilles, quelques maux de tête. Depuis un an, l'état général devient mauvais et la malade depuis quinze jours éprouve des crises d'étouffement.

L'examen nasal direct pratiqué le 9 février 1898 ne montre rien de particulier, mais on aperçoit au fond, après cocaïnisation, une tumeur mobile; le toucher rétro-nasal permet d'établir son volume qui est celui d'une mandarine.

A l'aide du crochet de Lange nous déchirons à droite et à gauche les adhérences de la tumeur et il s'écoule une assez grande quantité de liquide séro-purulent.

A l'examen histologique, on voit qu'il s'agit d'un fibrome œdémateux.

Les suites de l'intervention sont excellentes. L'examen rétro-nasal impossible avant l'opération l'est également après.

Observation IV

Polype fibro-muqueux de la choane droite, du même volume à peu près que dans le cas précédent. — Ablation par le nez à l'aide du crochet de Lange.

Mlle L..., vingt-trois ans, éprouve depuis trois ans une gêne nasale du côté droit. Depuis trois mois il existe une douleur au niveau de l'os malaire droit avec larmoiement et photophobie de l'œil correspondant.

A l'examen du 13 juillet 1897 on voit des polypes kystiques occupant la fosse nasale qui sont enlevés à l'anse froide.

Puis à l'aide du crochet de Lange on arrache un paquet volumineux de polypes occupant les arrière-fosse-nasales.

A l'examen rhinoscopique postérieur, pratiqué deux jours après, on ne découvre aucun point d'implantation. Suites bonnes; guérison.

L'examen histologique montre qu'il s'agit d'un fibrome œdémateux.

Observation V

Polype choanal du côté droit occupant toute la fosse nasale droite et faisant saillie dans le naso-pharynx, enlevé par le nez au moyen du crochet de Lange.

Mlle Marie-L. P..., douze ans, éprouve depuis l'âge de neuf ans des enchifrènements auxquels succède une hypersécrétion nasale.

Peu de crises d'éternûments. A l'examen du nez, on voit un volumineux polype occupant toute la fosse nasale droite et faisant saillie dans le naso-pharynx. L'opération est pratiquée le 14 septembre 1897 à l'aide du crochet de Lange. Pas d'hémorragie.

A l'examen rétro-nasal, on ne voit aucune trace du point d'implantation, sauf sur le bord supérieur de la choane droite où il existe une petite traînée rougeâtre dont il est difficile d'interpréter la nature.

Observation VI

Polype choanal très volumineux à prolongements multiples enlevé par voie buccale à l'aide d'une pince rétro-nasale.

M. B..., soixante-six ans, est enchifrené depuis quelques années, mais surtout depuis cinq à six mois. Le 20 juin 1898 l'examen montre quelques polypes dans les deux fosses nasales. Dans le pharynx nasal, on voit une masse volumineuse de la grosseur d'un œuf de poule, mobile. On enlève ce jour-là les prolongements du nez avec l'anse froide et on essaie de détacher la grosse masse rétro-nasale à l'aide du crochet de Lange, mais il ne vient que quelques prolongements. L'introduction d'une pince rétro-nasale par la bouche permet d'enlever tout le reste de la masse qui est détachée d'un seul coup avec un certain effort. Hémorragie légère. Suites bonnes. La pièce ayant été égarée, l'examen microscopique n'a pas été pratiqué. Il s'agissait selon toute probabilité d'un fibrome œdémateux.

Observation VII

Polype fibro-muqueux du pharynx nasal du volume d'une châtaigne. Ablation par voie nasale par le crochet de Lange.

M. C..., âgé de seize ans, est le neveu de la malade qui fait le sujet de l'observation I. La gène nasale remonte au mois de mai 1897; elle s'est accentuée assez rapidement, entraînant un nasonnement très prononcé et une hydrorrhée par la narine droite.

Au mois de juillet de la même année, on voit à l'examen des polypes dans la narine droite, et dans le pharynx nasal un polype qui obstrue la choane droite. On enlève les polypes du nez, et avec le crochet de Lange la grosse masse du rhino-pharynx est arrachée en un seul temps. Pas d'hémorragie. La guérison se maintient à la date actuelle, fin octobre 1898.

II

UN CAS
DE
Prolapsus double du Ventricule de Morgagni
Guéri par l'Ablation

Par M. le Dr LICHTWITZ, de Bordeaux

Communication faite à la Société de Laryngologie, d'Otologie et de Rhinologie de Paris. Juillet 1898.

On comprend généralement sous le nom de prolapsus du ventricule de Morgagni une tumeur du larynx, de couleur rouge, à surface lisse, qui semble sortir du ventricule. Cette tumeur, nettement séparée de la bande ventriculaire, surplombe la corde vocale correspondante, la couvrant plus ou moins complètement.

Depuis les travaux de B. Frænkel, les auteurs s'accordent à dire qu'il ne s'agit pas d'une éventration ou d'une hernie du revêtement du ventricule, ainsi que l'avaient cru Moxon et Morell-Mackenzie qui, les premiers, avaient observé un cas de ce genre sur le cadavre (1).

L'affection consiste en une hyperplasie circonscrite de la muqueuse du ventricule, qui se présente sous la forme d'un bourrelet au niveau de l'orifice ventriculaire.

Le prolapsus du ventricule de Morgagni ne constitue pas une rareté pathologique comme on pourrait le croire à la lecture du travail de

(1) Cette affection a été diagnostiquée pour la première fois sur le vivant par Lefferts, en 1876.

B. Frænkel, qui ne cite qu'une trentaine de cas, ou de celui de O. Chiari qui n'a pu en réunir qu'une quarantaine environ. La rareté des observations tient, à notre avis, à ce que cette affection a été souvent méconnue, et aussi à la difficulté qu'on a à dire d'une façon précise où commence, à proprement parler, le prolapsus du ventricule.

Le premier degré de cette affection a été décrit par H. Stœrk, sous le nom d' « affection catarrhale du ventricule de Morgagni ». Cet auteur a eu l'occasion d'observer, surtout chez les chanteurs, une rougeur de la partie externe de la corde qui forme l'entrée du ventricule. Les malades atteints de cette affection fatigueraient très vite lorsqu'ils essaient de chanter.

Un deuxième degré est représenté par le cas dont nous donnons plus loin l'observation. On voit au laryngoscope un bourrelet nettement séparé de la bande ventriculaire et qui recouvre en partie la corde vocale.

A un troisième degré, le prolapsus fait saillie entre les cordes, simulant un volumineux polype. Seuls les cas appartenant à cette dernière catégorie ont généralement été rapportés par certains auteurs, Kochier entre autres, qui a relevé ceux de la clinique de Stœrk. Ces trois degrés ne représentent pas en fait trois stades d'une même affection. On ne doit pas assurément donner le nom de prolapsus aux cas du premier degré, mais les cas du second doivent être compris sous cette appellation, et on a tort, à notre avis, de ne faire entrer en ligne que les cas où la tuméfaction a dépassé la corde. Les cas analogues à celui dont nous rapportons l'observation méritent d'être signalés à plusieurs titres. D'abord à cause de la difficulté plus grande du diagnostic et à cause des troubles de la voix, aphonie ou dysphonie, qui peuvent être souvent plus accusés que dans les prolapsus volumineux ; enfin, à cause de la difficulté du traitement qui, bien dirigé, peut donner des résultats très heureux.

Le traitement chirurgical est à peu près le seul qui ait une réelle valeur, et, de toutes les méthodes conseillées, nous pensons que l'ablation des parties saillantes à la pince coupante doive seule être retenue. C'est, du reste, le procédé que nous avons appliqué dans notre cas, et il nous a permis d'obtenir la guérison.

Observation. — M. X..., pilote, trente-neuf ans, a toujours joui d'une bonne santé. On ne relève chez lui ni chez ses ascendants aucune trace de tuberculose ni de syphilis. En 1895, il a été pris d'un enrouement qui a duré quatre ou cinq jours seulement.

Au mois de décembre 1896, à la suite d'un éternûment violent, il éprouva, dit-il, une forte douleur au fond de la gorge, du côté gauche. Le lendemain, au réveil, il était enroué et cet enrouement alla en s'accentuant de jour en jour. Nous voyons le malade le 9 janvier 1897, et nous constatons une rougeur de tout le larynx et, entre la corde vocale et la bande ventriculaire gauches, un bourrelet de couleur rouge foncé qui recouvre presque toute la corde. Il existe aussi un léger défaut de rapprochement des cordes. Le côté droit du larynx est complètement sain.

Pour combattre l'état congestif de la muqueuse, nous prescrivons des fumigations phéniquées et nous pratiquons des injections d'huile mentholée et des badigeonnages avec diverses solutions astringentes. Malgré le traitement et un repos absolu de l'organe l'enrouement persiste. L'image laryngoscopique, vue à différentes reprises, ne change pas d'aspect.

N'obtenant pas d'amélioration, le malade va consulter un de nos confrères qui diagnostique une tuberculose du larynx et porte un pronostic grave.

Nous revoyons le malade au mois de novembre, et nous essayons d'obtenir la décongestion de la muqueuse au moyen d'attouchements avec de l'extrait de capsules surrénales. La muqueuse pâlit pour quelques heures, mais la voix reste mauvaise. Nous nous décidons alors à pratiquer l'ablation du bourrelet à l'aide de la pince coupante qui réussit après deux séances (25 et 29 novembre), bien que la cocaïne à 20 °/₀ ne provoque qu'une anesthésie relative. La voix redevient presque normale, mais deux mois environ après reparaît un nouvel enrouement. Cette fois on constate une lésion à peu près identique du côté droit; le prolapsus ancien du ventricule gauche n'a pas reparu.

Nous enlevons de la même façon ce nouveau prolapsus en faisant précéder le badigeonnage de cocaïne d'attouchements avec de l'extrait de capsules surrénales. L'anesthésie est cette fois parfaite et l'ablation facile. Le malade parle tout de suite mieux, et cinq ou six jours plus tard la voix redevient forte et claire.

Nous avons revu le malade le 30 juin, cinq mois après la deuxième intervention. Le larynx est normal et la voix toujours bonne; le malade se plaint d'éprouver de temps à autre une sensation parfois douloureuse de picotements.

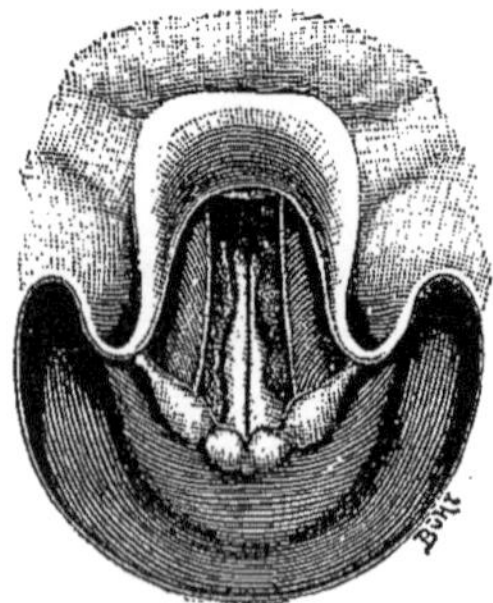

Le dessin ci-dessus montre l'affection des deux moitiés du larynx; les deux prolapsus n'ont pas existé simultanément. Le prolapsus droit ne s'est montré que deux mois après l'ablation du prolapsus gauche.

Les fragments des deux prolapsus enlevés ont été examinés au laboratoire des cliniques de la Faculté par M. le professeur agrégé Sabrazès, qui nous a communiqué la note suivante :

Les fragments examinés sont constitués par un revêtement d'épithélium pavimenteux stratifié comprenant six à huit couches. Les ondulations papillaires sont peu marquées. Le chorion est transformé en un infiltrat de cellules embryonnaires mono et polynucléées, n'ayant aucune tendance à former des îlots, distribuées avec une densité extrême dans la totalité de la coupe. Des cellules du même ordre se sont insinuées dans les interstices des cellules du revêtement épithélial. Ce tissu est relativement peu vascularisé ; les vaisseaux (capillaires et veinules) qu'on y rencontre représentent des lésions inflammatoires de la tunique interne (gonflement et multiplication de l'endothélium). En aucun point de ces fragments on ne trouve de cellules géantes ni de foyers de nécrose. La recherche des microbes n'a montré que de très rares microcoques ronds, disposés par deux. En somme, débris de la muqueuse du ventricule de Morgagni épaissie et enflammée.

III

Un cas de Sarcome pédiculé de la langue

Ablation avec l'anse électro-thermique. Guérison

Par M. le Dr LICHTWITZ, de Bordeaux (1)

Butlin, en 1885, dit dans son *Traité des Maladies de la langue* : « Le sarcome primitif de la langue doit être considéré comme une forme de tumeur excessivement rare, et je n'ai pu en réunir que si peu de cas, qu'il me semble inutile d'essayer une description de cette affection. Aujourd'hui que l'attention a été éveillée sur son extrême rareté, il est probable que quelques observations non rapportées seront tirées de l'oubli et prendront place dans la littérature chirurgicale. »

Dans un article récent sur le sarcome de la langue, paru dans la *Revue de Chirurgie*, 1897, G. Marion insiste aussi sur la rareté des

(1) Communication faite à la Société de Laryngologie, d'Otologie et de Rhinologie de Paris, avril 1898.

faits avérés de cette affection. Il n'a pu en réunir que vingt-trois observations auxquelles il ajoute un cas observé dans le service de Berger. Encore ce chiffre lui paraît-il trop élevé, car, dit-il : « Peut-être, si certains examens microscopiques étaient plus détaillés et ne consistaient pas uniquement en une conclusion, faudrait-il en éliminer plus que nous le ferons. »

La rareté de cette affection et l'heureux résultat de l'intervention précoce nous ont engagé à rapporter l'observation suivante :

Observation. — Mme S..., vingt-cinq ans, nous est adressée le 20 février 1896. Depuis un accouchement, qui remonte à un mois et demi, la malade s'est aperçue qu'il se développait sur la langue une petite tumeur qui, actuellement, commence à la gêner. On ne trouve rien de particulier dans les antécédents, sauf quelques crises convulsives répétées, antérieures au mariage.

A l'examen, on voit sur le dos de la langue, à 2 centimètres en arrière de la pointe et à 4 millimètres à gauche de la ligne médiane, un néoplasme pédiculé du volume d'une noisette. Ce néoplasme, de couleur gris sale, est recouvert d'une muqueuse saine, quoique un peu irrégulière, non ulcérée, sans travées cicatricielles; légèrement mamelonnée à la surface, la tumeur présente une consistance ferme. Bien que nous n'ayons pas posé de diagnostic précis, nous conseillons l'ablation du néoplasme, qui est pratiquée, à l'aide de l'anse électro-thermique, deux jours après la première visite de la malade. Après cocaïnisation de la surface, la tumeur est enlevée sans la moindre douleur et sans émission sanguine. La cicatrisation s'est effectuée rapidement.

L'examen microscopique de la tumeur, fait au laboratoire des cliniques par M. le professeur agrégé Sabrazès, a donné les résultats suivants : « La tumeur examinée a le volume d'un gros haricot; elle est mamelonnée à sa surface, recouverte par la muqueuse blanc grisâtre. Sa base d'implantation est arrondie, large de 5 millimètres. Son diamètre est un peu moins grand que celui du néoplasme, qui mesure 7 millimètres. La surface est rougeâtre. Une partie de la tumeur est fixée par l'alcool.

» Sur la coupe, le tissu est gris rosé au dessous de la muqueuse qui est blanche et qui envoie des prolongements dans la profondeur. Sur certaines parties de la coupe, on trouve çà et là des taches d'aspect hémorragique ou encore des points couleur brun chocolat.

» A un faible grossissement, on trouve à la périphérie un épithélium pavimenteux stratifié à ondulations longues et découpées dans la profondeur. Au dessous, un tissu constitué par des cellules rondes ou fusiformes et par des capillaires sanguins sinueux. Sur la bordure est une bande de nécrose produite par l'anse galvanique. Çà et là sont des foyers hémorragiques fibrineux.

» A un fort grossissement, la muqueuse très papillaire se montre infiltrée de cellules migratrices dans les stratifications inférieures de l'épithélium.

» La tumeur est constituée dans sa totalité par des éléments cellulaires arrondis ou fusiformes entourant de nombreux vaisseaux, parfois même leur formant des séries d'anneaux concentriques et paraissant se multiplier aux dépens de la paroi même de ces vaisseaux. Ceux-ci n'ont pas de tunique propre bien différenciée ; ce sont des capillaires sanguins de forme très irrégulière, déformés par les bourgeons de tissu néoplasique sarcomateux qui prolifèrent contre leur paroi. On ne trouve pas de dilatation lymphatique dans le corps de la tumeur. Il n'existe dans les coupes ni cellules géantes, ni foyer de nécrose, ni îlots de microbes quelconques. Il s'agit d'une tumeur vivace qui comporte le diagnostic histologique d'*angio-sarcome* et dont le point de départ s'est fait, selon toutes probabilités, dans les cellules conjonctives péri-vasculaires. »

Depuis l'intervention, qui remonte à deux ans, la malade n'a rien ressenti. Les nouvelles que nous avons reçues ces jours ci (20 mars 1898), de son médecin, M. Rondot, sont excellentes. Au siège ancien de la tumeur, il existe une petite saillie à peine appréciable, comme une papille un peu saillante, qui n'a pas varié depuis l'intervention et qui semble uniquement cicatricielle. On peut, étant donnée la date un peu éloignée de l'intervention, considérer la guérison comme définitive.

IV

L'ORTHOFORME

DANS LA

RHINITE VASO-MOTRICE

(Hydrorrhée nasale, fièvre des foins)

par M. le Dr LICHTWITZ, de Bordeaux (1)

Dans la dernière séance, M. Sabrazès et moi avons présenté une note sur l'orthoforme comme anesthésique, dans les dysphagies de causes diverses. Voyant que ce médicament était un analgésique de premier ordre, inoffensif et ayant une action de longue durée, nous avons eu l'idée de l'essayer dans la rhinite vaso-motrice.

---

(1) Communication faite à la Société de Laryngologie, d'Otologie et de Rhinologie de Paris, janvier 1898.

En effet, ce qui caractérise surtout les différentes formes du coryza vaso-moteur, c'est une hyperesthésie de la muqueuse nasale qui a pour conséquence de provoquer, par crises paroxystiques, une hypersécrétion aqueuse avec enchifrènement, éternûment et larmoiement. Ces crises surviennent soit à certaines saisons (*fièvre des foins*), soit à n'importe quel moment de l'année (*hydrorrhée nasale*) (1).

Et comme l'hypersécrétion et la congestion de la muqueuse nasale augmentent l'hyperesthésie, il importait de rompre avant tout ce cercle vicieux.

C'est ce qu'on a essayé de faire en employant localement, pendant la crise, la cocaïne, soit en solution sous forme d'attouchements ou de pulvérisation, soit en l'incorporant à des poudres. La cocaïne a bien une action sédative sur la crise, mais cette action n'est que momentanée et l'écoulement reparaît bientôt après. De plus, l'usage fréquent de ce produit expose les malades à la cocaïnomanie.

L'orthoforme, par contre, grâce à sa non-toxicité, et à la longue durée de son action, semblait réunir tous les avantages de ce calmant sans en présenter les inconvénients.

Les résultats obtenus chez trois de nos malades ont confirmé nos prévisions. Dans un cas des plus démonstratifs, ce médicament a non seulement calmé la crise, mais une seule application a empêché jusqu'à présent le retour des accès.

Voici l'observation du malade :

Observation. — M. B..., trente-quatre ans, a toujours joui d'une bonne santé; mais depuis son enfance il souffre de rhumes de cerveau très fréquents.

Depuis cinq ou six ans, au lieu de rhumes de cerveau vulgaires, il est pris, par crises, d'un écoulement aqueux par les deux narines avec enchifrènement, éternûments, larmoiement, maux de tête et enrouement. Ces crises se renouvellent en hiver tous les huit à dix jours, en été, tous les quinze jours environ, et durent presque une semaine, jour et nuit.

A l'examen nasal pratiqué le 15 décembre 1897, le malade étant en pleine crise, nous constatons des deux côtés une tuméfaction de la muqueuse des cornets qui apparaît pâle et grisâtre. La sécrétion aqueuse, le larmoiement, les éternùments, se produisent devant nous.

---

(1) Nous ne croyons pas utile de nous étendre ici sur l'hydrorrhée nasale, affection curieuse décrite par Bosworth en 1889 et dont nous avons rapporté le premier en France deux cas, dont un des plus curieux (Société de Laryngologie, Paris, 1892, et *Archives cliniques de Bordeaux*, décembre 1892). Rappelons simplement notre conclusion qui était que l'hydrorrhée nasale n'est pas une entité morbide, mais un symptôme qui peut se rencontrer dans différentes maladies nerveuses ou à la suite de lésions des cavités accessoires du nez, comme dans le cas célèbre de Paget ainsi que dans l'un des nôtres.

On fait séance tenante dans les deux narines une insufflation de poudre d'orthoforme à l'aide de l'insufflateur de Kabierski. Quelques minutes après, l'écoulement, ainsi que l'éternûment et le larmoiement réflexes, s'arrêtent, et dès le lendemain, le malade se sent complètement guéri. Ce calme persiste encore aujourd'hui, 10 janvier 1898 (1). Le malade est tout heureux d'être débarrassé de cette affection qui lui rendait la vie pénible et qui troublait dans une certaine mesure ses facultés intellectuelles.

Alors même que cette accalmie ne se prolongerait pas et qu'il faille, comme chez les deux autres malades, renouveler les insufflations à plusieurs reprises, il nous semble que l'orthoforme, dans le cas de rhinite vaso-motrice sans lésion apparente des fosses nasales, est tout indiqué et est appelé à détrôner la cocaïne, qui est peu efficace et dangereuse.

(1) Fin février nous avons revu le malade; la guérison persiste.

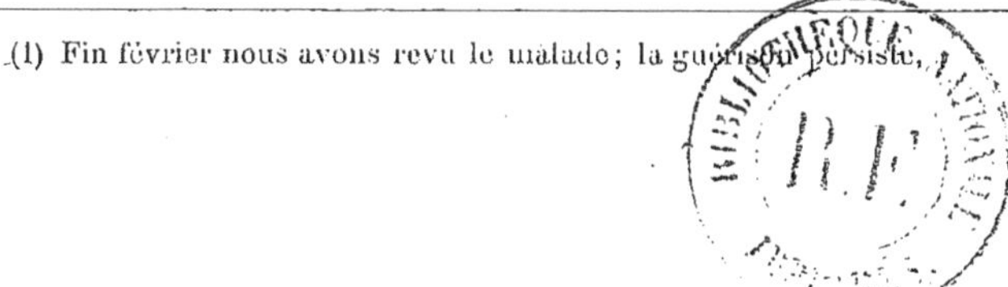

Bordeaux. — Imprimerie Demachy, Pech et Cie, 16, rue Cabirol.

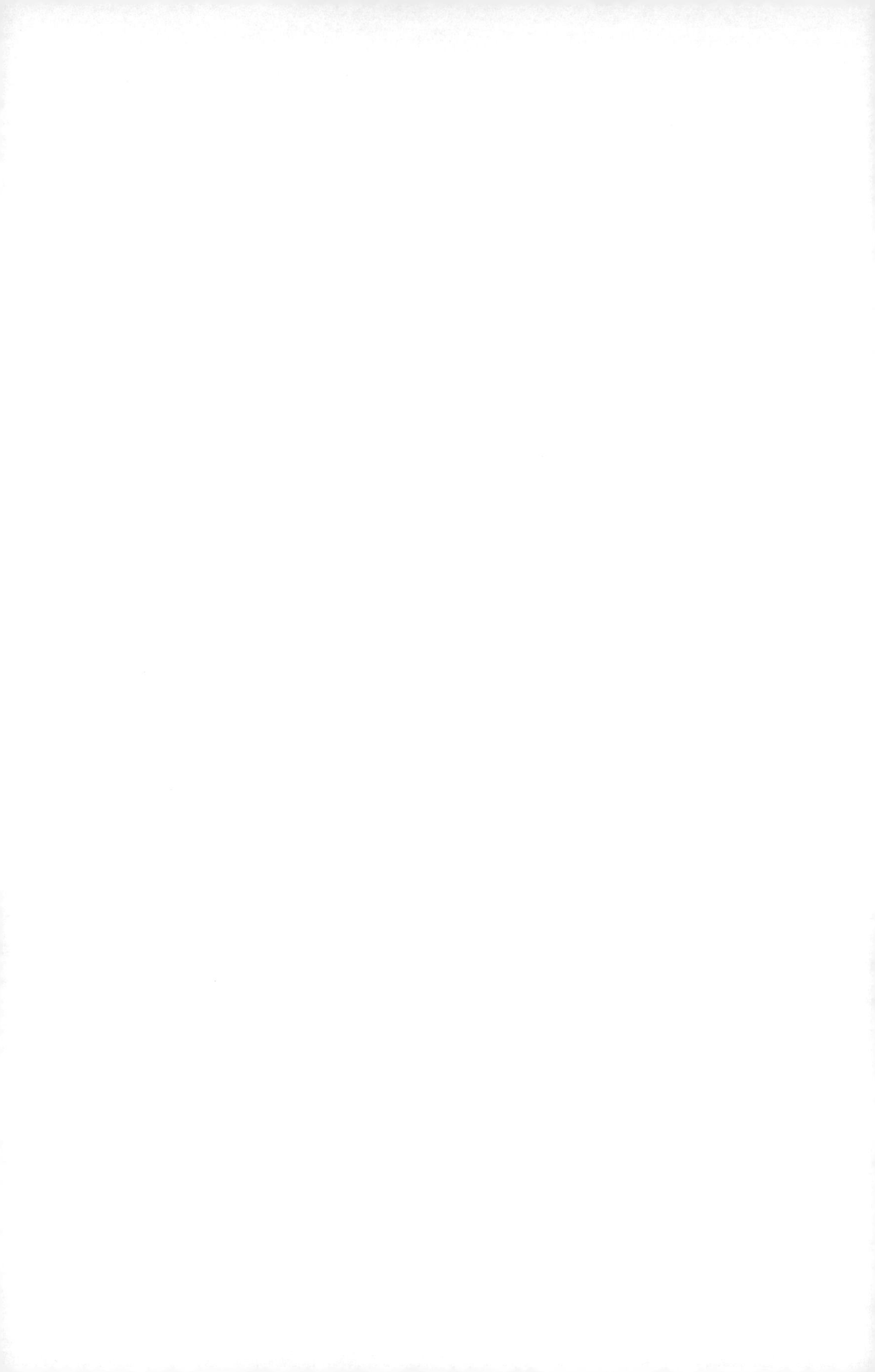

www.ingramcontent.com/pod-product-compliance
Ingram Content Group UK Ltd.
Pitfield, Milton Keynes, MK11 3LW, UK
UKHW021019220726
13924UKWH00001B/72